# BEI GRIN MACHT SICH IHR WISSEN BEZAHLT

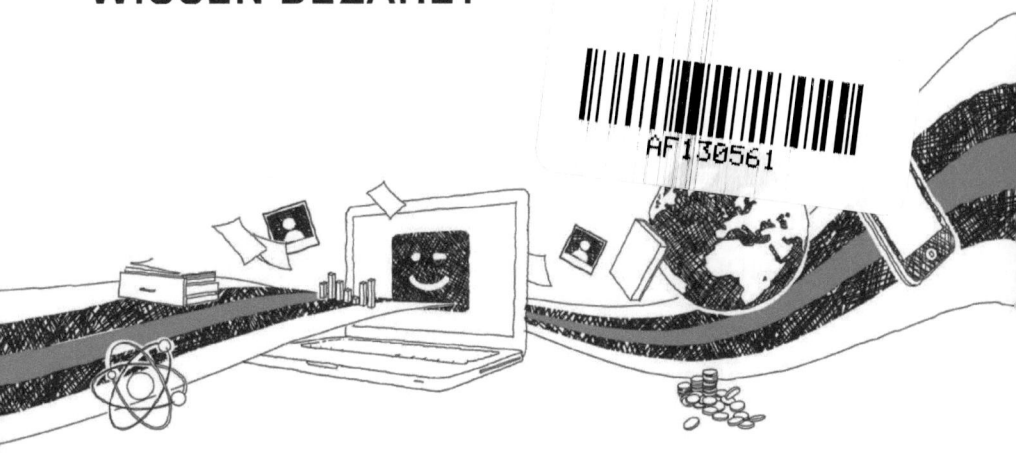

- Wir veröffentlichen Ihre Hausarbeit, Bachelor- und Masterarbeit

- Ihr eigenes eBook und Buch - weltweit in allen wichtigen Shops

- Verdienen Sie an jedem Verkauf

## Jetzt bei www.GRIN.com hochladen und kostenlos publizieren

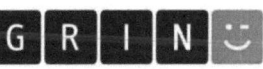

# Wie können Risikofaktoren der koronaren Herzkrankheit bei Männern reduziert werden?

## Gesundheitsfördernde und präventive Maßnahmen

Enie Schwenke

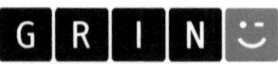

**Bibliografische Information der Deutschen Nationalbibliothek:**

Die Deutsche Nationalbibliothek verzeichnet diese Publikation in der Deutschen Nationalbibliografie; detaillierte bibliografische Daten sind im Internet über http://dnb.d-nb.de abrufbar.

ISBN: 9783346467430
Dieses Buch ist auch als E-Book erhältlich.

© GRIN Publishing GmbH
Nymphenburger Straße 86
80636 München

Druck und Bindung: Books on Demand GmbH, Norderstedt Germany
Gedruckt auf säurefreiem Papier aus verantwortungsvollen Quellen

Das Buch bei GRIN: https://www.grin.com/document/1045142

Universität Bielefeld

Fakultät für Gesundheitswissenschaften

Studiengang: Health Communication (B.Sc.)

Modul 401344, 40-M8: Theoretische und konzeptionelle
Grundlagen der Gesundheitsförderung und – beratung

Wintersemester 2020/2021

Hausarbeit

im Rahmen des Seminars

BHC 34 Gesundheitsförderung bei Männern

# Gesundheitsfördernde und präventive Maßnahmen zur Reduzierung der Risiken für eine koronare Herzkrankheit bei Männern

Verfasserin: Enie Schwenke

Eingereicht am:
28.02.2021

# Inhaltsverzeichnis

# Abkürzungsverzeichnis

| | |
|---|---|
| BGF | Betriebliche Gesundheitsförderung |
| BZgA | Bundeszentrale für gesundheitliche Aufklärung |
| EHIS | European Health Interview Survey |
| GBE | Gesundheitsberichterstattung des Bundes |
| GEDA | Gesundheit in Deutschland aktuell |
| GKV-Spitzenverband | Spitzenverband Bund der Krankenkassen |
| KHK | Koronare Herzkrankheit |
| MDS | Medizinischer Dienst des Spitzenverbandes Bund der Krankenkassen |
| RKI | Robert Koch-Institut |
| WHO | World Health Organization |

# Tabellenverzeichnis

# 1 Einleitung

Die koronare Herzkrankheit (KHK) stellt in Deutschland seit Jahrzehnten die mit Abstand häufigste Todesursache dar. Sie ist für mehr als 10% aller Todesfälle verantwortlich (OECD & European Observatory on Health Systems and Policies, 2019). Männer erkranken an der KHK im Vergleich zu Frauen früher, sind altersübergreifend häufiger betroffen und weisen als Folge eine höhere Mortalität auf (Deutsche Herzstiftung, 2019). Im Hinblick auf die für die KHK wesentlichen Risikofaktoren Rauchen, Übergewicht, Adipositas, Bewegungsmangel, ungesunde Ernährungsgewohnheiten sowie übermäßiger Alkoholkonsum verhalten sich Männer zudem gesundheitsgefährdender (RKI, 2014).

Betrachtet man vor diesem Hintergrund die Differenzen in dem Gesundheits- bzw. Krankheitsverständnis und dem für die Gesundheit relevanten Verhalten zwischen Männern und Frauen, ergibt sich die Notwendigkeit, gesundheitsfördernde und präventive Maßnahmen aus einer geschlechtsspezifischen Perspektive zu beleuchten.

Da die gesundheitsbeeinträchtigenden Lebensstilfaktoren beeinflussbar und damit vermeidbar sind, kommt der Gesundheitsförderung und Prävention eine große Bedeutung zu (RKI, 2014; WHO, 1997). Um den Maßnahmen einen Rahmen der Implementierung zu geben, stellt sich - orientiert am Settingansatz - der Betrieb als geeignetes Setting heraus, um die Zielgruppe der Männer innerhalb der betrieblichen Gesundheitsförderung (BGF) erreichen zu können (Rosenbrock & Hartung, 2015).

Angesichts der aufgezeigten Aspekte geht die vorliegende Arbeit der Fragestellung nach: „Durch welche gesundheitsfördernden und präventiven Maßnahmen lassen sich Risikofaktoren der KHK bei Männern in Betrieben reduzieren?"

Zunächst wird zu Beginn der Arbeit nach einer kurzen Definition der KHK ein Überblick über den aktuellen Forschungsstand und Daten gegeben und anschließend gesundheitliche Folgen und Auswirkungen in kurzer Form vorgestellt. Das Kap. 3 befasst sich unter einer geschlechterspezifischen Betrachtung mit dem Gesundheits- bzw. Krankheitsverständnis und dem gesundheitsgefährdendem Verhalten von Männern. Mit Bezug auf die dort gegebenen Inhalte werden im Kap. 4 gesundheitsfördernde und präventive Maßnahmen zur Senkung der Risikofaktoren der KHK erläutert. Daran anknüpfend wird aufgezeigt, auf welche Weise sich BGF - orientiert am Settingansatz - für männerspezifische Angebote eignen kann. In der Diskussion werden einige Hindernisse der Implementierung von BGF-Maßnahmen skizziert und abschließend wird im Fazit ein Resümee über die Bedeutung der vorgestellten Maßnahmen gezogen.

Für die Beantwortung der konkreten Fragestellung erfolgte eine Literaturrecherche im Bibliothekskatalog der Universität Bielefeld, auf Google Scholar sowie in der Datenbank PubMed. Dabei wurde darauf geachtet, dass das Erscheinungsjahr für die jeweiligen Aussagen geeignet ist. Von älterer Literatur wurde demnach Gebrauch genommen, wenn sich bspw. ein Sachstand im Laufe der letzten Jahre nicht verändert hat. Zusätzlich haben sich nützliche Quellen aus den Literaturverzeichnissen der selbstausgewählten Literatur ergeben. Aufgrund der Fragestellung, die nach gesundheitsförderlichen und präventiven Maßnahmen explizit für Männer nachgeht, lag das Augenmerk bei der Recherche auf Daten und Inhalten zu Männern. Dementsprechend konzentrieren sich die folgenden Kapitel der Arbeit auf den Hintergrund der Männer und ziehen den der Frauen an geeigneter Stelle zum Vergleich hinzu. Inhaltlich hat sich die Suche außerdem auf beeinflussbare Risikofaktoren der KHK und auf die BGF, um den Maßnahmen einen Rahmen zu geben, begrenzt.

## 2 Koronare Herzkrankheit (Definition)

Die KHK ist eine chronische Erkrankung des Herzens, bei der die Durchblutung des Herzmuskels durch eine fortschreitende Verengung der Herzkranzgefäßen eingeschränkt ist (Robert Koch-Institut [RKI], 2006). Die Ursache, Häufigkeit und Daten sowie beeinflussbare Risikofaktoren der KHK werden in den folgenden Unterkapiteln aufgezeigt und im Anschluss gesundheitliche Folgen und Auswirkungen geschildert.

## 2.1 Ursache, Häufigkeit und Daten

Ursache für eine KHK ist eine Verkalkung der Herzkranzgefäße, welche entsteht, wenn es aufgrund von Entzündungen zu Einlagerungen von bspw. Fetten in die Gefäßwand der Arterien kommt. Diese Einlagerungegen führen zu einer Einengung des Gefäßdurchmessers und infolgedessen zu einer Unterversorgung des Herzmusekels mit Sauerstoff (RKI, 2006; RKI 2015). Anfangs wird dies von den betroffenen Personen nicht bemerkt. Erst im fortgeschrittenen Stadium treten Beschwerden in Form von Beklemmungen und Schmerzen in der Brust infolge von z.B. körperlicher Belastung oder psychischem Stress auf (RKI, 2015). Verschiedene Folgeerkrankungen werden im Kap. 2.3 erläutert.

In Deutschland ist die KHK nach wie vor sowohl bei Frauen als auch bei Männern im Erwachsenenalter die häufigste Todesursache. Vergleichsweise erkranken allerdings Männer früher als Frauen, sind altersübergreifend häufiger betroffen und weisen als Folge eine höhere Mortalität auf (Deutsche Herzstiftung, 2019). Im Jahr 2018 starben nach Angaben der Deutschen Herzstiftung (2019) insgesamt 55.801 Frauen und 68.174 Männer an einer KHK (vgl. Tabelle 1), was etwa 11,5% aller Todesfälle bei Frauen und etwa 14,5% aller Todesfälle bei Männern entspricht (Statistisches Bundesamt, 2020). Die höhere Mortalität der KHK lässt sich auch in allen Altersgruppen der Männer feststellen. Wie in der Tabelle 1 zu erkennen ist, war bei Männern im Zeitraum von 2011 (165,4) bis 2014 (148,4) zunächst ein Rückgang um -10,28 % der altersstandardisierten Sterberate aufgrund einer KHK zu verzeichnen. Nach einem kurzfristigen Anstieg auf 152,0 im Jahr 2015 kam es wieder zu einem Rückgang, bis schließlich im Jahr 2018 der bislang niedrigste ermittelte Wert von 128,4 erreicht wurde (Deutsche Herzstiftung, 2019). Die erhobenen Daten liefern hierfür zwar keine direkten Beweise, es ist aber wahrscheinlich, dass der Rückgang der Sterberate auf die kombinierten Effekte von verbesserter Prävention, Diagnostik und Therapie und verändertem Gesundheitsverhalten wie bspw. das Rauchverhalten, welche die Entstehung und den Verlauf einer KHK beeinflussen, zurückzuführen ist (Deutsche Herzstiftung, 2019; RKI, 2015). Trotz des Rückgangs der altersstandardisierten Sterberate darf die hohe Zahl der durch die KHK verursachten Todesfälle und die Tatsache, dass die KHK immer noch die häufigste Todesursache insbesondere bei den Männern darstellt, nicht außer Acht gelassen werden. Vor allem, wenn die Beobachtung einer bei Männern zunehmenden Verbreitung von Adipositas und Diabetes mellitus, die neben dem Rauchen ebenfalls als wichtige Risikofaktoren für die KHK gelten, hinzugezogen wird (Goffrier, Schulz und Bätzing-Feigenbaum, 2017; RKI, 2015; Statistisches Bundesamt, 2018).

Tabelle 1: KHK-Sterblichkeit 2011 bis 2018 nach Geschlecht

| Jahr | Gestorbene absolut | | | Gestorbene je 100.000 Einwohner | | |
|------|--------|----------|----------|--------|----------|----------|
| | gesamt | männlich | weiblich | gesamt | männlich | weiblich |
| 2011 | 127.101 | 64.811 | 62.290 | 158,3 | 165,4 | 151,6 |
| 2012 | 128.171 | 66.294 | 61.877 | 154,8 | 163,3 | 146,7 |
| 2013 | 128.808 | 67.175 | 61.633 | 151,6 | 160,1 | 143,6 |
| 2014 | 121.166 | 64.467 | 56.699 | 138,6 | 148,4 | 129,2 |
| 2015 | 128.230 | 68.464 | 59.766 | 142,2 | 152,0 | 132,9 |
| 2016 | 122.274 | 66.789 | 55.485 | 132,2 | 143,7 | 121,3 |
| 2017 | 125.614 | 68.794 | 56.820 | 132,7 | 143,7 | 122,2 |
| 2018 | 123.975 | 68.174 | 55.801 | 128,4 | 138,9 | 118,5 |

(In Anlehnung an Deutsche Herzstiftung, 2019, S. 45)

Im Jahr 2016 waren laut des Statistischen Bundesamtes (2017) über Patientinnen und Patienten aus der vollstationären Krankenhausbehandlung Männer (447.918) etwa doppelt so häufig von einer KHK betroffen als Frauen (211.988), was ebenso im Jahr 2018 der Fall war (Deutsche Herzstiftung, 2019). Daten zeigen außerdem auf, dass der Anteil betroffener Männer vor allem in den Altersgruppen von 50 bis 85 Jahren überwiegt (Statistisches Bundesamt, 2017). Ein ähnliches Bild deutlicher Unterschiede in der Morbiditätsstruktur in Abhängigkeit vom Geschlecht verzeichnen auch erhobene Daten des Fehlzeitenreportes über die Arbeitsunfähigkeit der AOK-Mitglieder im Jahr 2019. Demnach war bei den Herz- und Kreislauferkrankungen insbesondere bei Männern der Anteil an den Arbeitsunfähigkeitstagen höher als bei Frauen, was darauf zurückzuführen ist, dass Männer „in stärkerem Maße von schweren und langwierigen Erkrankungen wie einem Herzinfarkt betroffen sind" (Fehlzeitenreport, 2020, S. 407). Der Herzinfarkt ist eine Manifestation der KHK, der mit einer hohen Sterblichkeit einhergeht (RKI, 2015). Unter den im Jahr 2018 durch eine KHK verursachten 68.174 Todesfällen bei Männern, starben 26.884 aufgrund eines Herzinfarktes (Deutsche Herzstiftung, 2019).

## 2.2 Beeinflussbare Risikofaktoren

Neben nicht beeinflussbaren Risikofaktoren wie dem ansteigenden Lebensalter, dem männlichen Geschlecht und einer vorliegenden familiären Disposition, werden KHK in ihrer Entstehung vor allem durch das Vorliegen von Vorerkrankungen wie Diabetes mellitus, Bluthochdruck und Stoffwechselstörungen begünstigt. Daneben sind die gesundheitsbeeinträchtigenden Lebensstilfaktoren Rauchen, Übergewicht, Adipositas, Bewegungsmangel, ungesunde Ernährungsgewohnheiten sowie übermäßiger Alkoholkonsum wesentliche vermeidbare bzw. beeinflussbare Risikofaktoren (RKI, 2014). Je mehr Risikofaktoren bei einer Person vorhanden sind, desto höher ist das Gesamtrisiko für das Entstehen einer KHK (RKI, 2006). Im Kontext der Risikofaktoren für eine KHK wird von Übergewicht im gleichen Maße gesprochen wie von Adipositas. Eine Unterscheidung liegt aber vor. Differenziert betrachtet, wird Übergewicht als eine Vermehrung des Körperfettanteils bezeichnet, die über ein festgelegtes Normalmaß hinausgeht und sowohl die Gesundheit gefährden kann als auch mit einem hohen Risiko für Folgeerkrankungen einhergeht. Bei besonders stark ausgeprägtem Übergewicht spricht man schließlich von Adipositas (RKI, 2015; World Health Organization [WHO], 2000). Von den genannten beeinflussbaren Risikofaktoren finden sich viele bei Männern häufiger als bei Frauen, was im Kap. 3.2 dieser Arbeit hinsichtlich des männerspezifischen Gesundheitsverhaltens ausführlich beschrieben und daher an dieser Stelle nicht noch einmal aufgegriffen wird. Es sei aber hier schon darauf hingewiesen, dass aus Studien vergleichbarer europäischen Ländern und den USA, die als Ziel hatten zu bewerten, inwieweit der Rückgang von KHK auf verbesserte Behandlungen und Risikofaktorenreduzierung zurückzuführen ist, hervorgeht, dass letzteres wirksamer ist. Insgesamt lässt sich verzeichnen, dass die Reduzierung der Sterberaten einer KHK zu etwa 50% auf ein verändertes Gesundheitsverhalten zurückzuführen ist (Capewell & O´Flaherty, 2008). Dies verdeutlicht, dass ein großes Potential besteht, die Risikofaktoren für eine KHK durch gezielte Interventionen der Gesundheitsförderung und Prävention zu reduzieren.

## 2.3 Gesundheitliche Folgen und Auswirkungen

Im Folgenden werden verschiedene bestehende klinische Ausprägungsformen der KHK geschildert, die das RKI in der Gesundheitsberichterstattung des Bundes über die KHK und akuten Myokardinfarkt nennt. Eine Ausprägungsform ist die stabile Angina pectoris, bei der Beschwerden bzw. Schmerzen, die sich als Brustenge äußern, regelmäßig bei bestimmten Belastungen auftreten. Bei der instabilen Angina pectoris hingegen treten unabhängig von Belastungen, also auch schon in Ruhe, Beschwerden bzw. Schmerzen auf. Die stille Myokardischämie zeichnet sich durch eine Mangeldurchblutung ohne Schmerzwahrnehmung aus (RKI, 2006). Eine schwerwiegende Komplikation der KHK ist der akute Myokardinfarkt (Herzinfarkt), bei dem es durch einen akuten Verschluss einer Herzkranzarterie zu einer mangelnden Sauerstoffversorgung des Herzens und einer lokalen Durchblutungsstörung kommt. Weitere Ausprägungen sind die durch die KHK bedingte Herzinsuffizienz (Herzmuskelschwäche) und der plötzliche Herztod. Der Herzinfarkt spielt eine vorrangige Rolle, da hierbei die Gefahr eines plötzlichen Herztodes, der schon innerhalb von Sekunden eintreten kann, groß ist (ebd.). Durch eine rechtzeitige notfallmedizinische Hilfe und Akutbehandlung kann die hohe Sterblichkeit von Herzinfarktpatientinnen und -patienten jedoch gesenkt werden. Nach einem erfolgreichen Eingriff steht Patientinnen und Patienten neben einer Änderung des Lebensstils eine notwendige medikamentöse Weiterbehandlung mit Medikamenten bevor, die das Herzinfarktrisiko senken (ebd.) Individuelle Konsequenzen wie eine Lebensstiländerung, eingeschränkte Leistungsfähigkeit und reduzierte Lebensqualität ergeben sich ebenso für Betroffene einer KHK milderen Schweregrades, da sich bspw. im Alltag bereits niedrige Belastungen oder Stresssituationen gesundheitsgefährdend auf das schwache Herz der betroffenen Person auswirken kann (RKI, 2006).

5

# 3 Eine geschlechtsspezifische Betrachtungsweise

Wie sich herausgestellt hat, tritt die KHK als Haupttodesursache bei Männern häufiger auf als bei Frauen. Verantwortlich für diesen gesundheitlichen Unterschied sind verschiedene Faktoren. Bis zu einem gewissen Grad lässt sich der Unterschied durch biologisch-genetische Unterschiede erklären. Eine höhere Gewichtung liegt jedoch auf dem Gesundheitsverhalten, welches eng mit dem Gesundheits- bzw. Krankheitsverständnis verbunden ist (RKI, 2015). Mit Letzterem befasst sich das Kap. 3.1., woran die Erläuterung männerspezifischer gesundheitsbezogener Verhaltensweisen, die relevante Risikofaktoren für eine KHK darstellen, anknüpft (Kap. 3.2).

## 3.1 Männer in ihrem Gesundheits- bzw. Krankheitsverständnis

Das Gesundheitsbewusstsein der Männer wird durch die Gesellschaft und den vermittelten sozialen Rollenbildern beeinflusst und geformt (RKI, 2015). Dies blieb ebenso wie Geschlechterstereotype intakt, „obwohl sich in den vergangenen Jahrzehnten die Positionen von Frauen und Männern in der Gesellschaft deutlich verändert haben" (Tempel & Jung, 2013, S. 47). Männern werden weiterhin Eigenschaften wie Stärke, Mut, Erfolg und Überlegenheit zugeschreiben und als das gesunde Geschlecht angesehen, welches als feminin geltende Persönlichkeitseigenschaften wie Schwäche oder Sensibilität nicht zeigen darf (Fischer, 2006). Im Familienleben übernehmen Männer überwiegend die Rolle des Ernährers und sind für die Sicherung materieller Existenz zuständig, wodurch die Berufstätigkeit und deren Beibehaltung von großer Bedeutung ist. Die Befürchtung, dass ein anderes Verhalten als die Rollenerwartungen zu weniger Anerkennung führen, verstärkt die Ausbildung des Gesundheits- und Krankheitsbewusstseins in der beschriebenen Form und dass Männer den Rollenerwartungen gerecht werden wollen und sie ausführen (Tempel & Jung, 2013). Als Resultat der Rollenzuweisungen unterteilen Männer ihre gesundheitlichen Beschwerden in eine unmännliche und männliche Kategorie, wobei nur Beschwerden aus der letzteren Kategorie bewusst wahrgenommen werden. Damit bleiben bei der Vernachlässigung von Beschwerden, die eigentlich von Bedeutung sind und einer ärztlichen Untersuchung bedürfen, notwendige Behandlungen und ggf. eine Heilung aus (Fischer, 2006).

Männer haben also eher ein funktionalistisches Verständnis von Gesundheit. Mit dieser verbinden sie primär Leistungsfähigkeit, Aktivität und die Abwesenheit von Krankheit. Sie sehen ihren Gesundheitszustand als Mittel zum Zweck, das Leben zu meistern und um Rollenerwartungen gerecht zu werden (Fischer, 2006).

## 3.2 Männer und ihr gesundheitsgefährdendes Verhalten

Nach Klein-Heßling (2006) können als Gesundheitsverhalten „jene Handlungen bezeichnet werden, die mittel- oder unmittelbar dazu beitragen können, sich dem als ‚Gesundheit' bezeichneten Zielzustand zu nähern oder sich von diesem zu entfernen" (S.15 f.). Daraus folgt, dass sowohl gesundheitsförderndes als auch gesundheitsschädigendes Verhalten miteinbezogen wird (ebd.). Aufgrund der Fragestellung der vorliegenden Arbeit, die sich auf Risikofaktoren der KHK bei Männern bezieht, werden im Folgenden ausschließlich gesundheitsgefährdende Verhaltensweisen dargelegt, denen ein erheblicher Anteil an der Entstehung einer KHK zugeschrieben wird.

Grundsätzlich ist anzumerken, dass Männer Risken durch bspw. riskante Lebensstile nicht weniger wahrnehmen als Frauen, sondern ihre Verwundbarkeit geringer einschätzen und sich gesundheitlichen Risiken leichtfertiger aussetzen. Das ist insbesondere in Lebensbereichen, die ihnen persönlich wichtig sind, der Fall (RKI, 2014). Ebenso trägt das im Kap 3.1 skizzierte Gesundheits- und Krankheitsverständnis von Männern dazu bei, dass sie im Alltag bestimmte Gesundheitsrisiken stärker eingehen als Frauen.

Das Rauchen ist wie für andere zahlreiche schwerwiegende und potenziell tödlich verlaufende Krankheiten auch für eine KHK ein bedeutender vermeidbarer Risikofaktor (RKI, 2014). Seit etwa 2004 sind die Raucherquoten in Deutschland „zwar gesunken, liegen aber [im internationalen Vergleich] weiterhin über denen vieler anderer EU-Länder" (OECD & European Observatory on Health Systems and Policies, 2019, S. 7; RKI, 2014). Obwohl sich das Rauchverhalten von Männern und Frauen in den letzten Jahren angenähert haben, sind nach wie vor das Rauchen und seine Folgeerkrankungen prägende Aspekte der Männergesundheit (RKI, 2014). Neben sozioökonomischen Ursachen und dem Alter ist das Rauchverhalten von Männern vor allem durch geschlechtsspezifische Rollenbilder zu erklären. So wollen sich Männer z.B. durch das Rauchen von als weiblich angesehenen Verhaltensweisen abgrenzen (Heidt-Müller, 2011; RKI, 2014).

Bei dem gesundheitsschädlichen Faktor Alkoholkonsum ist positiv hervorzuheben, dass dieser im Gesamtkonsum pro Erwachsenem in Deutschland seit 2000 um 15% gesunken ist. International betrachtet liegt er jedoch nach wie vor über dem EU-Durchschnitt (OECD & European Observatory on Health Systems and Policies, 2019). Männer trinken im Durchschnitt größere Mengen Alkohol als Frauen, häufiger in einem riskanten Ausmaß, und sind von den negativen Folgen des Alkoholkonsums häufiger betroffen. Der Unterschied liegt nicht nur in der Menge, sondern auch in den Motiven für den Konsum. Dabei besteht genauso wie beim Rauchverhalten neben biologischen und sozio-ökonomischen Faktoren ein wesentlicher Zusammenhang mit gesellschaftlichen Rollenzuschreibungen (RKI, 2014). So demonstrieren Männer beim Konsum großer und riskanter Alkoholmengen ihre Männlichkeit, Härte und Unverletzlichkeit. Der Alkoholkonsum und insbesondere eine Rauscherfahrung ermöglichen ihnen Regelverletzungen, Tabubrüche und den Abbau von Blockaden. Im kollektiven und sozialen Kontext bewegen zusätzlich die Faktoren Wettkampf, Konkurrenz, Rivalität und Sieg Männer dazu, riskante Alkoholmengen zu konsumieren (Stöver, 2006).

Die KHK und die dadurch verursachten Todesfälle sind auch auf die verhaltensbedingten Risikofaktoren geringe körperliche Aktivität und ungesundes Ernährungsverhalten zurückzuführen (RKI, 2014). Körperliche Bewegung oder auch körperliche Aktivität ist definiert als die „durch die Skelettmuskulatur erzeugte Bewegung von Körper und Gliedmaßen, die zu einem Anstieg des Energieverbrauchs über den Ruheenergieverbrauch hinaus führt" (Pfeifer et al., 2016, S. 20). Es gibt unterschiedliche Bewegungsempfehlungen wie bspw. von der WHO, internationalen Studien und Leitlinien, die im Hinblick auf das gesundheitliche Ziel und die Altersgruppe zu differenzieren sind (Pfeifer et al., 2016). Nach der WHO sollten Erwachsene möglichst wöchentlich mindestens 2,5 Stunden mäßig anstrengend aktiv sein oder bzw. zusätzlich an mindestens zwei Tagen pro Woche Aktivitäten zur Muskelkräftigung ausüben (Finger, Mensink, Lange & Manz, 2017; Pfeifer et al., 2016). Ergebnisse im Rahmen der Studie Gesundheit in Deutschland aktuell (GEDA) 2014/2015 - European Health Interview Survey (EHIS) des RKI legen dar, dass 42,6% der Frauen und 48,0% der Männer die WHO-Empfehlungen zur wöchentlichen mäßig anstrengenden Aktivität von mindestens 2,5 Stunden erfüllen. Ein gleiches Bild zeigt sich bei dem Anteil an der Empfehlung zur Muskelkräftigungsaktivität (Frauen: 27,6%, Männer: 29,4%) sowie der Einhaltung beider Empfehlungen (Frauen: 20,5%, Männer: 22,6%) (Finger et al., 2017). Die Tatsache, dass Männer insgesamt im höheren Umfang körperlich aktiver sind als Frauen, spricht dafür, dass Sport und Bewegungsangebote im Hinblick auf die Reduzierung der Risikofaktoren der KHK wie Übergewicht und Adipositas potenziell vielversprechende Ansatzpunkte männerspezifischer Gesundheitsförderung und Prävention sind. Aber auch die körperliche Aktivität als allein stehender Faktor hat positive Wirkungen auf die Prävalenz von KHK (Pfeifer et al., 2016; RKI, 2014).

Besonders in der Verbindung mit der körperlichen Bewegung gilt eine gesunde Ernährungsweise als gesundheitsförderlich, um Risiken für eine KHK zu vermeiden bzw. den Krankheitsverlauf positiv zu beeinflussen. Studien belegen, dass sich Männer im Vergleich zu Frauen weniger gesundheitsbewusst ernähren, was auf unterschiedliche Ernährungsgewohnheiten zurückzuführen ist. Männer essen bspw. mehr Fleisch, Fisch, Wurstwaren und Kartoffeln und deutlich weniger Obst und Gemüse (RKI, 2014). Hier ist anzumerken, dass Ernährungsgewohnheiten bzw. -verhalten von kulturellen und sozio-ökonomischen Faktoren und dem Alter bestimmt sind (ebd.). Die zunehmende Verbreitung von Übergewicht und Adipositas bei Männern ist u.a. Folge ungünstiger Ernährungsmuster, wie auch mangelnder körperlicher Aktivität (RKI, 2014; Statistisches Bundesamt, 2018). Obwohl Männer körperlich aktiver sind als Frauen, erfüllt dennoch ein beträchtlich großer Teil der Männer die Empfehlung der WHO für die wöchentliche körperliche Aktivität nicht (Finger et al., 2017). Damit kommt angesichts der Risikofaktoren der KHK bei Männern insbesondere einer gesunden Ernährungsweise und körperlichen Bewegung eine große Bedeutung zu.

# 4 Gesundheitsfördernde- und präventive Maßnahmen zur Senkung der Risikofaktoren der KHK

Aus den im Kap. 3.3 vorgestellten Unterschieden im Gesundheitsverständnis und -verhalten bei Frauen und Männern, lässt sich ableiten, dass unterschiedliche Präventionspotentiale vorliegen und es einer geschlechteradäquaten Gesundheitsförderung und Prävention bedarf (Kolip, 2008). Zum einen werden die im Folgenden aufgezeigten gesundheitsfördernden und präventiven Maßnahmen aus der geschlechtsspezifischen Perspektive beleuchtet, zum anderen werden Maßnahmen ohne einer vorangegangenen geschlechtergetrennten Analyse vorgestellt. Zudem befassen sich die folgenden Kapitel aufgrund des begrenzten Umfangs dieser Arbeit mit den ausgewählten Risikofaktoren Bewegungsmangel und ungesunde Ernährung, die sich im Hinblick auf Daten zur KHK als besonders bedeutend herausgestellt haben.

Gesundheitsförderung ist in der Ottawa-Charta zur Gesundheitsförderung 1986 definiert als ein Prozess mit dem Ziel, „allen Menschen ein höheres Maß an Selbstbestimmung über ihre Gesundheit zu ermöglichen und sie damit zur Stärkung ihrer Gesundheit zu befähigen" (WHO, 1986, S. 1). Diese Definition wurde in der Jakarta-Erklärung zur Gesundheitsförderung für das 21. Jahrhundert um den Aspekt weiter entwickelt, dass Gesundheitsförderung Menschen befähigen soll, ihre Gesundheit durch die Determinanten der Gesundheit wie Ernährung, Hygiene, soziale Sicherheit,

Bildung, Arbeit, Wohnen und soziale Beziehungen zu verbessern (WHO, 1997). Im Zusammenhang mit der Gesundheitsförderung steht häufig der Begriff Prävention. Beide sind gleichwertige, sich ergänzende, ineinandergreifende und voneinander profitierende Ansätze mit Unterschieden in konzeptionellen Rahmungen und der Zielsetzung (Hornberg, Liebig-Gonglach & Pauli, 2018). Während der Akzent bei der Gesundheitsförderung auf der Identifizierung und Stärkung der Gesundheitsressourcen und -potentiale liegt, hat die Prävention die Vermeidung von Krankheiten oder Gesundheitsstörungen, die Verringerung des Risikos der Erkrankung oder die Verzögerung des Auftretens als Ziel (Franzkowiak, 2018; Kaba Schönstein, 2018; WHO, 1986). Aus diesem Grund werden in den folgenden Kapitel beide Ansätze gleichermaßen genannt.

Um die einer KHK zugehörigen Risikofaktoren Bewegungsmangel und ungesunde Ernährungsgewohnheiten, die wiederum im Zusammenhang mit eigenständigen Risikofaktoren wie Übergewicht und Adipositas stehen, zu vermeiden oder zu verringern, können Maßnahmen unterschiedliche Schwerpunkte setzen. Trotz gleicher Zielorientierung können die Schwerpunkte aber in bestimmten Kombinationen vor allem langfristig gesehen wirksamer sein. So haben Studien gezeigt, dass kalorien- bzw. fettreduzierte Diätmaßnahmen auf eine Wirksamkeit in Bezug auf eine Gewichtsabnahme schließen lassen und in Kombination mit einer Bewegungsintervention sogar wirksamer sind, insbesondere, wenn die Maßnahmen über einen längeren Zeitraum durchgeführt werden (Hagen, Gorenoi & Walter, 2015). Gleiches konnte in anderen Studien für die Intervention einer Ernährungsberatung durch den Arzt und die Ärztin oder den Diätassistenten und die Diätassistentin mit anschließender Beratung nachgewiesen werden. Eine andere Studie kam zu dem Ergebnis, dass ein betrieblicher Gesundheitsworkshop hinsichtlich der Faktoren Gemüseverzehr, Bewegung und Ernährungswissen signifikante Effekte erzielt (ebd.).

Sport und Bewegungsangebote gelten als die am meisten Erfolg versprechenden Ansatzpunkte der Gesundheitsförderung und Prävention für Männer (RKI, 2014). Sie sind besonders im Hinblick auf die zunehmende Verbreitung von Adipositas bei Männern, die ein wesentliches Risiko für eine KHK darstellt von großer Bedeutung (RKI, 2014; Statistisches Bundesamt, 2018). Dass Männer in den Bewegungskursen der Krankenkassen allerdings trotz ihrer Sportaffinität und gegenüber den Frauen höheren Bewegungsaktivität anteilig unterrepräsentiert sind, könnte auf eine mangelnde Identifizierung mit den Inhalten der Kurse bzw. mangelnde Übereinstimmung

zwischen individuellem geschlechtsspezifischem Selbstbild und oftmals geschlechts-
unspezifischem Konzept des Angebots zurückzuführen sein (RKI, 2014). Um das
nicht ausgeschöpfte Potential von Sport und Bewegungsangeboten entfalten zu lassen bzw. zu fördern, empfiehlt die Gesundheitsberichterstattung bestimmte Aspekte
in die Ansätze zu integrieren. Das männliche, starke und unabhängige Selbstbild und
das Verständnis der Männer körperlicher Aktivität als Leistungsfähigkeit sollen einbe-
zogen werden. Mit dem vermittelten Motiv, durch eine Bewegungssteigerung die körperliche Leistungsfähigkeit zu steigern, was für Männer von Bedeutung ist, soll also
das eigentliche gesundheitliche Ziel erreicht werden. Des Weiteren sind Barrieren wie
zeitliche Ressourcen und männerspezifische Angebotsbenennungen zu berücksich-
tigen (Pfeffer & Alfermann, 2006). Stereotypen sind zwar negativ behaftet, können
aber wie auch das Wissen über das Gesundheitsverständnis von Männern, als Zu-
gang genutzt werden, um Männer in der Gesundheitsförderung und Prävention zu
erreichen. Ein ähnliches Bild zeigt sich bei gesundheitlichen Effekten von Konkurrenz,
die je nach Ausmaß und Ausrichtung negativer, aber auch positiver Natur sein können. So können wettbewerbliche Aspekte als Anreiz bereits in die Angebotsbenen-
nung und zielgruppenspezifischen Ansprache aufgenommen werden, sodass Männer, die eine hohe Kompetitivität aufweisen und konkurrenzbereiter als Frauen sind,
erfolgreich für gesundheitsfördernde und präventive Angebote und damit für das
Thema Gesundheit gewonnen und motiviert werden (Szagun & Cohrs, 2014).

Männer nehmen also eher Angebote in Anspruch, die auf den Erhalt bzw. die Steigerung der Leistungsfähigkeit hinarbeiten und einen instrumentalen Charakter besitzen
(Tempel & Jung, 2013). Zudem folgen Männer, wenn es um eine gesundheitsbezogene Verhaltensänderung geht, einer ärztlichen Empfehlung eher als Frauen. Demnach ist eine Ansprache über die behandelnden Ärzte und Ärztinnen im Rahmen männerspezifischer Gesundheitsförderung und Prävention von Bedeutung (Baumann,
2006; Reid, Pipe, Riley & Sorensen 2009).

## 4.1 Settingansatz

Ein Setting beschreibt einen sozial abgegrenzten, relativ dauerhaften Sozialzusam-
menhang, in dem sich Meschen einen großen Anteil ihres Lebens aufhalten. Diese
Lebenswelt, welcher Begriff häufig synonym zum Setting verwendet wird, hat einen
wesentlichen Einfluss auf die Gesundheit der Individuen und ihren Umgang mit Risiken und Belastungen für ihre Gesundheit (Hartung & Rosenbrock, 2015). Ein sozialer
Zusammenhang kann bspw. „durch Institutionen wie ... [Betrieben] oder Schulen

formal festgelegt [sein] oder durch einen gemeinsamen sozialräumlichen Bezug - z.B. einem Stadtteil - sowie eine gemeinsame Lebenslage definiert sein" (Spitzenverband Bund der Krankenkassen [GKV-Spitzenverband] & Medizinischer Dienst des Spitzenverbandes Bund der Krankenkassen [MDS], 2020, S. 43).

Die Grundidee des Settingansatzes ist, dass Gesundheit im Alltag reproduziert bzw. produziert wird und daher ein Setting so organisiert werden und sein soll, dass unter Beteiligung der Menschen in ihrer jeweiligen Lebenswelt, die strukturellen Bedingungen für Gesundheit im direkten Umfeld optimiert werden. Dadurch soll den Menschen zu einer Veränderung und Verbesserung des Gesundheitsverhalten verholfen werden (GKV-Spitzenverband & MDS, 2020; WHO, 1986). Als Interventionsebene für Gesundheitsförderung und Primärprävention haben sich Settings als besonders geeignet herausgestellt. Dies kommt zum Ausdruck durch die ausdrückliche Verwendung des Settingansatzes im Präventionsgesetz, welches im Jahr 2015 im Bundestag verabschiedet wurde und durch den Bezug auf den Settingansatz in dem Leitfaden für Prävention des GKV-Spitzenverbandes zur Umsetzung der §§ 20 und 20a im SGB V (Hartung & Rosenbrock, 2015).

## 4.2 Betriebliche Gesundheitsförderung

BGF wird beschrieben als „die betrieblichen Aktivitäten, die auf die Verbesserung der psychischen und körperlichen Gesundheit der Beschäftigten durch Stärkung ihrer persönlichen und sozialen Gesundheitsressourcen einerseits und auf die Entwicklung gesundheitspositiver betrieblicher Rahmenbedingungen andererseits zielen" (Slesina & Bohley, 2011, S. 619). Sie ist neben der Schulischen Gesundheitsförderung das erfolgreichste Gebiet praktischer Umsetzung des Settingansatzes in der Gesundheitsförderung. Grund ist hierfür vor allem die Beschaffenheit des formal festgelegten Systems Betrieb, in dem effektive Möglichkeiten von Regulierungen vorgenommen und so gesundheitliche Rahmenbedingungen gezielt beeinflusst werden können (Rosenbrock & Hartung, 2015). Als geeignetes Setting stellt sich der Betrieb auch aufgrund des Faktors Erreichbarkeit dar, weil Berufstätige mit im Schnitt etwa zwei Drittel der Tageszeit einen Großteil ihrer Zeit am Arbeitsplatz verbringen.

Im Hinblick auf das Thema der vorliegenden Arbeit, kommt dem Setting Betrieb eine große Bedeutung zu, da mit gesundheitsfördernden und präventiven Maßnahmen, mit denen gegen die Risikofaktoren der KHK bei Männern angegangen werden soll, insbesondere Männer in der Lebenswelt Betrieb erreicht werden können. Da nämlich das Berufsleben für die männliche Identität eine große Bedeutung besitzt, kann

Männern auf diesem Wege das Verständnis von Zusammenhängen zwischen Gesundheit und bspw. Produktivität und Arbeitszufriedenheit nahe gebracht werden und in Angeboten ein eher instrumentaler Charakter vermittelt werden, um sie für Angebote zu gewinnen (Höyng, 2009). Diese Themenverbindung trägt dazu bei, dass Männer in gesundheitsfördernden Maßnahmen das Potential z.B. in einer Leistungssteigerung sehen und diese demnach eher in Anspruch nehmen (BzgA, 2015; Tempel & Jung, 2013).

In Bezug auf die KHK bei Männern und das ungesunde Ernährungsverhalten als wesentlicher Risikofaktor spielt im Rahmen der BGF Interventionen zur Förderung gesunder Ernährung eine wichtige Rolle. Betriebe haben auf der einen Seite die Möglichkeit, durch Ernährungskurse und Ernährungsberatung das individuelle Ernährungsverhalten und die Auseinandersetzung mit Gesundheitsthemen zu fördern, was sogenannte verhaltenspräventive Maßnahmen sind. Auf der anderen Seite können sie Arbeitsbedingungen und Strukturen gesundheitsfördernd ausrichten durch bspw. „die ernährungsspezifische Kennzeichnung von Mahlzeiten oder Nahrungsmitteln und die Verbesserung des Angebots in der Kantine, in Verkaufsstellen oder Automaten" (Mense, 2016, S. 145), was die Verhältnisprävention beschreibt (Bundesministerium für Gesundheit [BMG], 2011). Dabei soll der Indikator einer gesunden Ernährung berücksichtigt werden, der sich durch einen hohen Verzehr an Obst- und Gemüse sowie einen niedrigen Verzehr an Fetten, Fleische und Wurstwaren auszeichnet. Dies ist besonders für Männer von Bedeutung, da sie sich im Vergleich zu Frauen weniger gesundheitsbewusst ernähren und ihre Ernährungsweise den Empfehlungen einer gesunden Ernährung nicht entspricht (Mense, 2016; RKI, 2014).

Den für eine KHK bedeutende Risikofaktor Bewegungsmangel, der im Zusammenhang mit Übergewicht und Adipositas steht, können Unternehmen durch die BGF reduzieren. Maßnahmen im Bereich der Ernährung, die zuvor genannt wurden, sind in Kombination mit bewegungsfördernden Maßnahmen sogar wirksamer, wie sich im Kap. 4 herausgestellt hat. Zu diesen zählen bspw. betriebliche Sportgruppen, eine gesundheitsfördernde Arbeitsplatzgestaltung oder die Schaffung einer bewegungsförderlichen Umgebung (BMG, 2011; RKI, 2015). Bei Interesse und Anfrage erhalten Betriebe von Krankenkassen Unterstützung bei der BGF durch eigene Fachkräfte sowie finanzielle Förderung, der eine Prüfung vorrangeht (GKV-Spitzenverband, 2020). Betriebe, die dies in Anspruch genommen haben, stellt z.B. die AOK Baden-Württemberg auf ihrer Website in einigen Praxisprojekten vor (AOK Bad-Württemberg, o.J.a.).

Im Bereich der Bewegung werden bspw. in der Freiburger Solvay Acetow GmbH vom Arbeitskreis Gesundheit Fahrrad-, Pedelec- und Fußgängeraktionen durchgeführt, womit die die Beschäftigten bei der Anfahrt zur Arbeit zu mehr körperlicher Bewegung motiviert werden sollen. Darüber hinaus haben Mitarbeiter und Mitarbeiterinnen die Möglichkeit, sich Laufgruppen oder der Nordic-Walking Gruppe anzuschließen, die ausgebildete Trainer leiten (AOK Bad-Württemberg, o.J.c). Ein anderes Praxisbeispiel zeigt, dass die SCHUNK GmbH & Co. KG seinen Beschäftigten monatlich Gesundheitstage zu unterschiedlichen Themen anbietet und eine Kooperation mit einem Sportcenter besteht, wo die Beschäftigten u.a. kostenlos trainieren können (AOK Bad-Württemberg, o.J.b).

Eine weitere zentrale Bedeutung im Rahmen der BGF im Hinblick auf die Zielgruppe Männer haben Betriebsärzte und -ärztinnen. Männer können von der ärztlichen Ansprache und Empfehlungen profitieren, denen sie nämlich im Vergleich zu Frauen eher folgen, wenn es um eine gesundheitsbezogene Verhaltensänderung geht (Baumann, 2006; Reid et al., 2009; RKI, 2015).

## 5 Diskussion

Die vorangegangenen Kapitel haben deutlich gemacht, dass BGF, die neben der Schulischen Gesundheitsförderung das erfolgreichste Gebiet praktischer Umsetzung des Settingansatzes in der Gesundheitsförderung ist, mit einer männerspezifischen Ausrichtung das Potential hat, speziell Männer für Angebote zu gewinnen. Krankenkassen konnten in den letzten 10 Jahren nach dem Stand des Berichtsjahres 2019 immer mehr Betriebe mit BGF erreichen. Es wurde für das Jahr 2019 erhoben, dass 77 % der BGF-Maßnahmen gleichermaßen an alle Beschäftigten gerichtet und 23 % auf spezifische Zielgruppen bezogen waren, wobei sich die meisten Maßnahmen an beide Geschlechter gerichtet haben. Weiter differenziert wurde festgestellt, dass sich die geschlechtsspezifisch ausgerichteten Angebote häufiger an Frauen (5 %) als an Männer (2 %) richteten (GKV-Spitzenverband & MDS, 2020). Das RKI betont, dass es „weder an theoretischen Erkenntnissen noch an umsetzbaren Vorschlägen, wie sich die Prävention und Gesundheitsförderung in eine geschlechtergerechte und geschlechtersensible Richtung entwickeln ließe, [mangelt, sondern] … bislang … die konkrete Ausrichtung von Maßnahmen an geschlechteradäquaten Ansätzen sowie gesetzliche Rahmenbedingungen [fehlen]" (RKI, 2014, S. 202 f.). Zudem ist trotz der zu Beginn genannten positiven Entwicklung der mit BGF erreichten Betriebe, die Herausforderung hervorzuheben, die BGF langfristig beizubehalten, damit ein umfassender und aufeinander aufbauender BGF-Prozess stattfinden und zudem nachhaltig wirken kann. Denn aufgrund der Beschaffenheit der BGF als komplexer Prozess, kann sie aufgrund interner oder externer, ökonomischer oder betriebspolitischer Entwicklungen jederzeit gestört oder abgebrochen werden (BZgA, 2015; RKI, 2015).

Neben den Vorteilen für Beschäftigte wie die Reduzierung gesundheitlicher Risiken der KHK und die Verbesserung des Gesundheitszustandes in Folge einer erfolgreichen Implementierung von BGF existieren auch Barrieren. Zeit- und Kostenfaktoren sind Beispiele, die eine große Rolle spielen. Beschäftigte benennen als zentrale Hindernisse für ein an Gesundheit orientiertes Ernährungs- und Bewegungshandeln Termindruck und Arbeitsdichte (BMG, 2011; Fehlzeitenreport, 2016). Diese können Beschäftigte daran hindern, Interventionen zur Förderung gesunder Ernährung und körperlicher Aktivität in Anspruch zu nehmen. Im Bereich der Ernährung hat die Preisgestaltung in Kantinen, Verkaufsstellen oder Automaten eine ebenso wichtige Rolle, da finanziell schwächere Beschäftigte bei der Nahrungswahl auf den Preis achten und möglicherweise teure gesunde Nahrungsmittel ausschließen (edd.).

Der Anteil von der KHK betroffener Männer überwiegt in den Altersgruppen von 50 bis 85 Jahren, allerdings ist ein gesundheitsbewusstes Verhalten bereits in jüngerem Alter wichtig, um Risiken vorzubeugen. Besonders vor dem Hintergrund, dass Maßnahmen von Prävention und Gesundheitsförderung eher von älteren Männern in Anspruch genommen werden, entsteht die Notwendigkeit, Männer jüngerer und mittlerer Altersgruppen für Maßnahmen zu gewinnen (RKI, 2017; Statistisches Bundesamt, 2017).

# 6 Fazit

In Anbetracht der Tatsache, dass die KHK nach wie vor die häufigste Todesursache in Deutschland ist und Männer im Vergleich zu Frauen altersübergreifend häufiger betroffen sind und als Folge eine deutlich höhere Mortalität aufweisen, sollte mit dieser Arbeit präsentiert werden, durch welche gesundheitsfördernden und präventiven Maßnahmen Risiken der KHK bei Männern reduziert werden können und welche Bedeutung diesen zugeschrieben werden sollte.

Durch die Auseinandersetzung mit dem Gesundheits- bzw. Krankheitsverständnisses von Männern hat sich herausgestellt, dass insbesondere die Integration eines instrumentalen Charakters in gesundheitsfördernde und präventive Angebote einen Anreiz für die Inanspruchnahme der Männer schafft. Es ist deutlich geworden, dass die Teilnahme im großen Maße von der Ansprache, Ausrichtung und der vermittelten Botschaft der Angebote abhängt. Mithilfe dieser Berücksichtigung können Maßnahmen, die sich speziell an Männer richten sollen, zum Erfolg werden. Für die Umsetzung besitzen Bewegungsangebote und Angebote zur Verbesserung bzw. Förderung des Ernährungsverhalten eine große Bedeutung, da durch diese die wesentlichen Risikofaktoren Bewegungsmangel, Übergewicht, Adiposität und ungesunde Ernährung angegangen und reduziert werden können. Die Hinzuziehung der Entwicklung der zunehmenden Verbreitung von Adipositas bei Männern verstärkt die Notwendigkeit, männerspezifische Maßnahmen durchzuführen und zu optimieren.

Im Rahmen der BGF gelingt eine gezielte Ausrichtung der Maßnahmen an die Zielgruppe Männer, da der Betrieb als Lebenswelt für diese eine gute Verknüpfung zwischen dem Thema Gesundheit und dem Aspekt der Erhaltung bzw. Steigerung von Leistungsfähigkeit herstellen kann.

Die vorliegende Hausarbeit betrachtet ausschließlich gesundheitsfördernde und präventive Maßnahmen aus einer männerspezifischen Perspektive unter der Berücksichtigung des Gesundheits- bzw. Krankheitsverständnisses und Gesundheitsverhaltens der Männer. Daher kann es sinnvoll sein, in diesem Zusammenhang zusätzlich den Aspekt der Motivation und Motivationshürden, an einem Gesundheitsförderungsprogramm oder einem präventiven Angebot teilzunehmen, zu untersuchen.

# Literaturverzeichnis

AOK Bad-Württemberg (o.J.a). Praxisbeispiele. Unsere BGF-Projekte. Verfügbar unter: https://www.aok.de/fk/bw/betriebliche-gesundheit/weitere-inhalte/praxisbeispiele/ (20.02.2021).

AOK Bad-Württemberg (o.J.b). SCHUNK GmbH & Co. KG. Verfügbar unter: https://www.aok.de/fk/bw/betriebliche-gesundheit/weitere-inhalte/praxisbeispiele/schunk/ (20.02.2021).

AOK Bad-Württemberg (o.J.c). Solvay Acetow GmbH. Verfügbar unter: https://www.aok.de/fk/bw/betriebliche-gesundheit/weitere-inhalte/praxisbeispiele/solvay-acetow/ (20.02.2021).

Baumann, E. (2006). Auf der Suche nach der Zielgruppe – Informationsverhalten hinsichtlich Gesundheit und Krankheit als Grundlage erfolgreicher Gesundheitskommunikation. In Böcken, J., Braun, B., Amhof, R. & Schnee, M. (Hrsg.), *Gesundheitsmonitor 2006 – Gesundheitsversorgung und Gestaltungsoptionen aus der Perspektive von Bevölkerung und Ärzten* (S. 117– 153). Gütersloh: Bertelsmann Stiftung.

Bundesministerium für Gesundheit (Hrsg.) (2011). *Unternehmen unternehmen Gesundheit. Betriebliche Gesundheitsförderung in kleinen und mittleren Unternehmen* (2. Aufl.). Berlin. Verfügbar unter: https://www.bundesgesundheitsministerium.de/fileadmin/Dateien/Publikationen/Praevention/Broschueren/Broschuere_Unternehmen_unternehmen_Gesundheit_-_Betriebliche_Gesundheitsfoerderung_in_kleinen_und_mittleren_Unternehmen.pdf (20.02.2021).

Capewell, S. & O'Flaherty, M. (2008). *What explains declining coronary mortality? Lessons and warnings.* Heart, 94(9), 1105-1108. Online first (23.01.2021) https://doi.org/10.1136/hrt.2008.149930

Deutsche Herzstiftung (Hrsg.) (2019). *Deutscher Herzbericht 2019. Sektorenübergreifende Versorgungsanalyse zur Kardiologie, Herzchirurgie und Kinderherzmedizin in Deutschland.* 31. Bericht. Frankfurt am Main.

Finger, J. D., Mensink, G. B. M, Lange, C. & Manz, K. (2017). Gesundheitsfördernde körperliche Aktivität in der Freizeit bei Erwachsenen in Deutschland. In RKI (Hrsg.), *Journal of Health Monitoring,* 2(2) (S. 37-44). Berlin: RKI. http://dx.doi.org/10.17886/RKI-GBE-2017-027

Fischer, G. (Hrsg.) (2006). *Warum FRAUEN gesünder leben & MÄNNER früher sterben. Geschlechtsbezogene Krankheitsbilder.* Weinheim und Basel: Beltz.

Franzkowlak, P. (2018). Prävention und Krankhoitsprävention. In Bundeszentrale für gesundheitliche Aufklärung (Hrsg.), *Leitbegriffe der Gesundheitsförderung und Prävention – Glossar zu Konzepten, Strategien und Methoden* (S. 776-797). Köln: BzgA. Verfügbar unter: https://www.leitbegriffe.bzga.de/fileadmin/user_upload/leitbegriffe/e-Books/E-Book_Leitbegriffe_2018_08.pdf (17.02.2021).

GKV-Spitzenverband (Hrsg.) (2020). *Leitfaden Prävention. Handlungsfelder und Kriterien nach § 20 Abs. 2 SGB V. Leitfaden Prävention in stationären Pflegeeinrichtungen nach § 5 SGB XI.* Berlin: GKV-Spitzenverband. Verfügbar unter: https://www.gkv-spitzenverband.de/media/dokumente/krankenversicherung_1/praevention__selbsthilfe__beratung/praevention/praevention_leitfaden/Leitfaden_Pravention_2020_barrierefrei.pdf (20.02.2021).

GKV-Spitzenverband & MDS (2020). *Präventionsbericht 2020. Leistungen der gesetzlichen Krankenversicherung: Primärprävention und Gesundheitsförderung. Leistungen der sozialen Pflegeversicherung: Prävention in stationären Pflegeeinrichtungen. Berichtsjahr 2019.* Berlin. Verfügbar unter: https://www.gkv-spitzenverband.de/media/dokumente/krankenversicherung_1/praevention__selbsthilfe__beratung/praevention/praeventionsbericht/2020_GKV_MDS_Praeventionsbericht.pdf (19.02.2021).

Goffrier, B., Bätzing-Feigenbaum, J. & Schulz, M. (2017). *Administrative Prävalenzen und Inzidenzen des Diabetes mellitus von 2009 bis 2015.* Zentralinstitut für die kassenärztliche Versorgung in Deutschland (Zi). Versorgungsatlas-Bericht Nr. 17/03. DOI: 10.20364/VA-17.03.

Hagen, A., Gorenoi, V. & Walter, U. (2015). Maßnahmen zur Förderung des Gesundheitsverhalten von Männern. In Deutschen Institut für Medizinische Dokumentation und Information (Hrsg.), *Schriftreihe Health Technology Assessment (HTA) in der Bundesrepublik Deutschland, Bd. 133.* Köln. http://dx.doi.org/10.3205/hta000119L

Hartung, S. & Rosenbrock, R. (2015). Settingansatz – Lebensweltansatz. In Bundeszentrale für gesundheitliche Aufklärung (Hrsg.), *Leitbegriffe der Gesundheitsförderung und Prävention – Glossar zu Konzepten, Strategien und Methoden* (S. 892-896). Köln: BzgA. Verfügbar unter: https://www.leitbegriffe.bzga.de/fileadmin/user_upload/leitbegriffe/e-Books/E-Book_Leitbegriffe_2018_08.pdf (19.02.21).

Heidt-Müller, D. (2011). Bei Alkoholabhängigkeit sind die Männer Spitze! In Bezirksamt Lichtenberg von Berlin (Hrsg.), *Man(n), wie geht's? Eine neue Perspektive für die Gesundheitsförderung. Lichtenberger Männergesundheitsbericht 2011* (S. 82-93). Techniker Krankenkasse. Verfügbar unter: https://www.psychologie.uni-heidelberg.de/ae/diff/gender/pdf-files/Lichtenberger%20M%C3%A4nnergesundheitsbericht%202011.pdf (06.02.2021).

Hornberg, C., Liebig-Gonglach, M. & Pauli, A. (2018). Gesundheitsförderung - ein Konzept und seine Entwicklung in Deutschland. In Baumgart, S., Köckler, H., Ritzinger, A. & Rüdiger, A. (Hrsg.), *Planung für gesundheitsfördernde Städte* (S. 37-58). Hannover.

Höyng, S. (2009). Männer: Arbeit, privates Leben und Zufriedenheit. In: Volz, R. & Zulehner, P. (Hrsg.), *Männer in Bewegung - Zehn Jahre Männerentwicklung in Deutschland* (S. 342-355). Baden-Baden: Nomos.

Kaba-Schönstein, L. (2018). Gesundheitsförderung 1: Grundlagen. In Bundeszentrale für gesundheitliche Aufklärung (Hrsg.), *Leitbegriffe der Gesundheitsförderung und Prävention - Glossar zu Konzepten, Strategien und Methoden* (S. 227-238). Köln: BzgA. Verfügbar unter: https://www.leitbegriffe.bzga.de/fileadmin/user_upload/leitbegriffe/e-Books/E-Book_Leitbegriffe_2018_08.pdf (17.02.2021).

Klein-Heßling, J. (2006). Gesundheit im Kindes- und Jugendalter, Symptomatik, gesundheitsförderliches und gesundheitsriskantes Verhalten. In Lohaus, A., Jerusalem, M. & Klein-Heßling, J. (Hrsg.), *Gesundheitsförderung im Kindes- und Jugendalter* (S. 13-30). Göttingen: Hogrefe.

Kolip, P. (2008). Geschlechtergerechte Gesundheitsförderung und Prävention. *Bundesgesundheitsblatt - Gesundheitsforschung - Gesundheitsschutz, 51,* 28-34. Springer. http://dx.doi.org/10.1007/s00103-008-0416-x

Mense, L. (2016). Bedeutung von gesunder Ernährung im Rahmen Betrieblicher Gesundheitsförderung. In Badura, B., Ducki, A., Schröder, H., Klose, J. & Meyer, M. (Hrsg.), *Fehlzeiten-Report 2016. Unternehmenskultur und Gesundheit - Herausforderungen und Chancen* (S. 139-147). Berlin Heidelberg: Springer. http://dx.doi.org/10.1007/978-3-662-49413-4

OECD & European Observatory on Health Systems and Policies (Hrsg.) (2019). *State of Health in the EU. Deutschland: Länderprofil Gesundheit 2019*. Verfügbar unter: https://ec.europa.eu/health/sites/health/files/state/docs/2019_chp_de_german.pdf (06.02.2021).

Pfeffer, I. & Alfermann, D. (2006). Fitnesssport für Männer - Figurtraining für Frauen?! Gender und Bewegung. In Kolip, P. & Altgeld, T. (Hrsg.), *Geschlechtergerechte Gesundheitsförderung und Prävention: theoretische Grundlagen und Modelle guter Praxis* (S. 61-73). Weinheim: Juventa-Verlag.

Pfeifer, K., Banzer, W., Ferrari, N., Füzéki, E., Geidl, W., Graf, C. et al. (2016). Empfehlungen für Bewegung. In Rütten, A. & Pfeifer, K. (Hrsg.), *Nationale Empfehlungen für Bewegung und Bewegungsförderung* (S. 17-64). Schorndorf: Hofmann-Verlag. Verfügbar unter: https://www.bundesgesundheitsministerium.de/fileadmin/Dateien/3_Downloads/B/Bewegung/Nationale-Empfehlungen-fuer-Bewegung-und-Bewegungsfoerderung-2016.pdf (08.02.2021).

Reid, R. D., Pipe A. L., Riley, D. L. & Sorensen, M. (2009). Sex differences in attitudes and experiences concerning smoking and cessation: Results from an international survey. *Patient Education and Counseling*, 76 (1), 99–105. https://doi.org/10.1016/j.pec.2008.11.001

Robert Koch-Institut (Hrsg.) (2006). *Koronare Herzkrankheit und akuter Myokardinfarkt. Gesundheitsberichterstattung des Bundes. Heft 33*. Berlin: RKI.

Robert Koch-Institut (Hrsg.) (2014). *Gesundheitliche Lage der Männer in Deutschland. Beiträge zur Gesundheitsberichterstattung des Bundes*. Berlin: RKI.

Robert Koch-Institut (Hrsg.) (2015). *Gesundheit in Deutschland. Gesundheitsberichterstattung des Bundes. Gemeinsam getragen von RKI und Destatis*. Berlin: RKI.

Rosenbrock, R. & Hartung, S. (2015). Gesundheitsförderung und Betrieb. In Bundeszentrale für gesundheitliche Aufklärung (Hrsg.), *Leitbegriffe der Gesundheitsförderung und Prävention - Glossar zu Konzepten, Strategien und Methoden* (S. 401-406). Köln: BzgA. Verfügbar unter: https://www.leitbegriffe.bzga.de/fileadmin/user_upload/leitbegriffe/e-Books/E-Book_Leitbegriffe_2018_08.pdf (20.02.2021).

Slesina, W. & Bohley, S. (2011). Gesundheitsförderung und Prävention in Settings: Betriebliches Gesundheitsmanagement. In Schott, T. & Hornberg, C. (Hrsg.), *Die Gesellschaft und ihre Gesundheit* (S. 619-633). Wiesbaden: Springer VS. http://dx.doi.org/10.1007/ 978-3-531-92790-934

Statistisches Bundesamt (Destatis) (2017). *Gesundheit, Diagnosedaten der Patienten und Patientinnen in Krankenhäusern (einschl. Sterbe- und Stundenfälle), 2016*, Fachserie 12, Reihe 6.2.1. Verfügbar unter: https://www.destatis.de/DE/Themen/Gesellschaft-Umwelt/Gesundheit/Krankenhaeuser/Publikationen/Downloads-Krankenhaeuser/diagnosedaten-krankenhaus-2120621167004.pdf?__blob=publicationFile (27.01.2021).

Statisches Bundesamt (Destatis) (2018). *Mikrozensus, Fragen zur Gesundheit, Körpermaße der Bevölkerung, 2017*. Verfügbar unter: https://www.destatis.de/DE/Themen/Gesellschaft-Umwelt/Gesundheit/Gesundheitszustand-Relevantes-Verhalten/Publikationen/Downloads-Gesundheitszustand/koerpermasse-5239003179004.pdf?__blob=publicationFile (27.01.2021).

Statistisches Bundesamt (Destatis) (2020). *Gestorbene: Deutschland, Jahre, Geschlecht.* Verfügbar unter: https://www-genesis.destatis.de/genesis/online?sequenz=tabelleErgebnis&selectionname=12613-0002#abreadcrumb (30.01.2021).

Stöver, H. (2006). Mann, Rausch, Sucht: Konstruktionen und Krisen von Männlichkeiten. In Jacob, J. & Stöver, H. (Hrsg.) *Sucht und Männlichkeiten. Entwicklungen in Theorie und Praxis der Suchtarbeit* (S. 21-39). Wiesbaden: VS Verlag für Sozialwissenschaften.

Szagun, B. & Cohrs, S. (2014). Mann und Rang – die Rolle von Konkurrenz für die Männergesundheit. *Das Gesundheitswesen 2014, 76,* 127-134. http://dx.doi.org/10.1055/s-0033-1343446

Tempel, G. & Jung, F. (2013). *Die Gesundheit von Männern ist nicht die Gesundheit von Frauen.* Gesundheitsamt Bremen (Hrsg.). Bremen. Verfügbar unter: file:///C:/Users/User/Downloads/3_GBE_Gesundheit_M%C3%A4nner_Frauen_gs%20(2).pdf (08.02.2021).

Weltgesundheitsorganisation (1986). *Ottawa-Charta zur Gesundheitsförderung.* Kopenhagen: WHO-Regionalbüro für Europa. Verfügbar unter: https://www.euro.who.int/de/publications/policy-documents/ottawa-charter-for-health-promotion,-1986 (17.02.2021).

Weltgesundheitsorganisation (Hrsg.) (1997). *Die Jakarta Erklärung zur Gesundheitsförderung für das 21. Jahrhundert.* Kopenhagen: WHO-Regionalbüro für Europa. Verfügbar unter: https://www.who.int/healthpromotion/conferences/previous/jakarta/en/hpr_jakarta_declaration_german.pdf (17.02.2021).

World Health Organization (2000). *Obesity: preventing and managing the global epidemic.* Report of a WHO Consultation. WHO Technical Report Series, No. 894. Verfügbar unter: file:///C:/Users/User/Downloads/WHO_TRS_894%20(1).pdf (30.01.2021).

# BEI GRIN MACHT SICH IHR
# WISSEN BEZAHLT

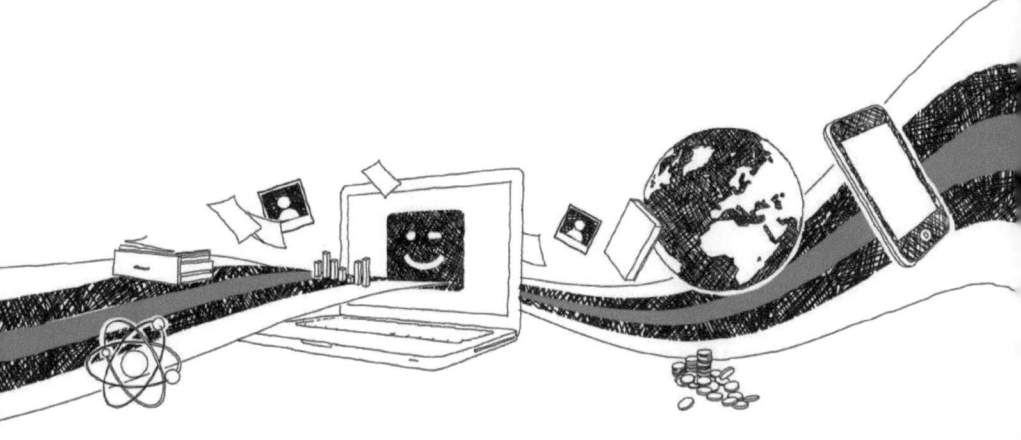

- Wir veröffentlichen Ihre Hausarbeit,
  Bachelor- und Masterarbeit

- Ihr eigenes eBook und Buch -
  weltweit in allen wichtigen Shops

- Verdienen Sie an jedem Verkauf

## Jetzt bei www.GRIN.com hochladen
## und kostenlos publizieren

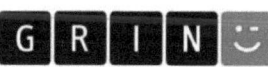